Onid von Hahn

Du bist Dein eigenes Orakel

Eine Reise zu Dir selbst

Unter freundlicher Mitwirkung von:

Marlies Schröder,
Hilmar Tomyslak

Layout, CoverFoto, CoverDesign:

Werner Graff

Autor und Herausgeber:

Copyright © Onid von Hahn
Köln 2016

Der Autor ist in Westdeutschland geboren und hat während des Studiums der Medizin in Chieti (Italien) zu seinen grundlegenden spirituellen Fragen gefunden. Diese Fragen versuchte er auf Reisen durch Japan und China zu ergründen.

Inhalt

Kapitel 1:
Gibt es eine Sinnhaftigkeit des Lebens? 9

Kapitel 2:
Die, der oder das Frage 14

Kapitel 3:
Kann man Freiheit finden? 21

Kapitel 4:
Welcher Weg führt dahin? 26

Kapitel 5:
Die Bedeutung der Achtsamkeit 32

Kapitel 6:
Welchen Sinn hat die Übung des Zazen? ... 38

Kapitel 7:
Besinnung und Rückbesinnung 46

Kapitel 8:
Spiritualität 53

Kapitel 9:
Gemeinschaftliches Europa 55

Kapitel 10:
Vom Sinn und Nutzen einer Religion! 63

Epilog: 74

Kapitel 1

Gibt es eine Sinnhaftigkeit des Lebens?

Lieber Leser,

zuweilen stellt sich die Frage nach einem Leben vor dem eigentlichen Leben oder eben auch einem Leben danach und nach Dingen, über die noch niemand berichten konnte und die fern unserer Vorstellung liegen.

Was ist es überhaupt, das uns diese Frage stellen lässt? Es könnte eine Frage sein, die sich mit der Sinnhaftigkeit unseres jetzigen Lebens beschäftigt. Auf jeden Fall eine Frage, die mich schon seit vielen Jahren antreibt. Antreibt wozu? Um eine Antwort zu finden, die alle weiteren Fragen beantwortet, und die mich nie wieder fragen lässt.

Der Normalverbraucher oder der bürgerlich lebende Mensch macht Dinge, die sich oft ganz klar nach seiner Bedürfnisbefriedigung richten. Er sucht einen Partner, vermehrt sich, sammelt Geld und kauft damit die nötigen

Pfeiler für eine sichere familiäre Zukunft ein. Bis dahin bewegt er sich im sicheren Rahmen einer Karriere orientierten Gesellschaft, die sich durch das Höher, Weiter, Schneller selbst definiert, tagsüber Job, abends Frau, Kinder und Fernsehen, am Wochenende dieses oder jene Hobby! Ist er Single, der tagsüber auch einem Job nachgeht, sucht er abends dann eher Kneipe, Oper, Theater oder die Fitnessbude auf.

Wenn da nicht das dringende Bedürfnis nach Schlaf wäre, würden wir uns 24 Std. über 24Std. beschäftigen müssen, um keiner Langeweile zu erliegen.

Ist also der menschliche Daseinsgrund eine Dauerbeschäftigung, so wie der Hamster von seinem Haus in den Essenstrog steigt, um danach gleich wieder zwischen den Sägespänen nach Essbarem zu suchen, um später ungezählte Runden auf dem Laufrad zu drehen?

Es gibt einen Konsumenten, der sich über jeden Sonderpreis erfreut, die Tendenz der Konsumgesellschaft geht zum Schnäppchen hin. Aber macht das zufrieden oder sogar glücklich? Nein, es ist für mich nicht vorstellbar, Glück aus diesem profanen

Antrieb zu generieren. Aber wo kommt das Glück denn sonst her? Kann der Mensch als Krönung der Schöpfung, das Glück nicht aus sich selbst heraus entstehen lassen? Wie sollte das gehen?

Wenn ich jetzt sage: Das geht sehr wohl, dann klingt das nach neuer Weltformel und bietet eine Alternative zu dem bekannten Lebensmodell. Aber erst einmal schön langsam. Neue Weltformeln gibt es schon genug und alles ist auch irgendwie schon einmal da gewesen und versteckt sich nur hinter einer neuen Verpackung. Nun ist auch die neue Verpackung mit dem alten Inhalt wichtig, sobald sie nur irgend eine Neugier und tiefere Frage beim Betrachter und Leser hervorruft. Es kann durch eine Frage eine Initialzündung verursacht werden. Die Frage existierte für alle. Diese Frage wohnt letztendlich in jedem Menschen. Es müssen nur gewisse Umstände eintreten, damit diese Frage an Raum gewinnt.

Was ist das denn für eine Frage, die ein Leben vollkommen verändern kann? Könnte diese Frage in etwa so lauten: Wie teuer ist ein Leben? Was muss ich tun, um für immer Sex zu haben und geliebt zu werden? Wie komme ich am schnellsten zu Ansehen und

Wohlstand? Wie bin ich vor Aggression und übler Nachrede sicher? Nach welcher Diät bleibe ich gesund und habe das längste Leben?

Wenn sie sich in nur einer dieser Fragen wiederfinden, dann sind sie in ihrem altbekannten Leben und haben sich nicht einen Millimeter aus dem Laufrad wegbewegt. Also, wie könnte die Frage anders lauten, um sich nur ein wenig aus diesem Käfig herauszubewegen? Die Frage ist ... !

Sie könnte vielleicht so lauten: Was ist es, das da sieht ? Oder: Wie viele Schmetterlinge fliegen an einem Tag? Oder: Wo bin ich? Oder: Gab es Dich schon vor der Geburt deiner Eltern...?

Bei der Frage nach einem gewissen Ansehen und Wohlstand weiß fast jeder etwas zu sagen und findet eine Antwort. Bei den anderen Fragen ist die Antwort nicht leicht zu finden, ganz im Gegenteil, weiß schon, wie viele Schmetterlinge an einem Tag fliegen...! Diese letzte Frage ist mit intellektuellem Denken nicht lösbar. Warum fließt die Wupper den Westhang hinauf? Wissen Sie es? Und vor allem, was hat die Beantwortung dieser Frage mit Zufriedenheit und innerem Glück zu tun.

Diese Antwort will ich Ihnen in den nächsten Kapiteln näher bringen.

Kapitel 2

Die, der oder das Frage

Seid wir das Licht der Welt erblickt haben, fragen wir, zuerst durch Geschrei nach Nahrung, später durch Worte. Wir wollen von unseren älteren Geschwistern oder auch Eltern und Großeltern die Dinge wissen, die sie schon erlebt haben und kennen. Das kann uns vor Gefahren schützen, aber auch unaufmerksam werden lassen, weil wir diese Erfahrung nicht mehr selber machen und sie unreflektiert übernehmen.

Vor vielen Jahren dachte man noch, die Erde sei eine Scheibe, so wurde es vom Vater auf den Sohn weitererzählt. Danach kannten die Menschen ein paar tausend Sterne und glaubten, die machen den ganzen Himmel aus. Heute wissen wir von Milliarden verschiedener Galaxien und Sternen. Wir können uns gewisse Größen einfach nicht mehr vorstellen. Es überfordert unsere Vorstellungskraft. Deswegen entwerfen wir Konzepte, die uns intellektuell an solche

Fragen heranführen.

Können Sie sich vorstellen, in ein schwarzes Loch gesaugt zu werden, in dem sie am Ende jünger wieder herauskommen? Wir würden diesen Sog tatsächlich nicht überleben, aber es stellt unser Zeitmodell und Konzept hier auf unserem Planeten total auf den Kopf. Da draußen im Universum gibt es etwas, das unsere Zeitrechnung ad absurdum führt. Es soll sie sogar in unserer eigenen Galaxie geben.

Also halten wir jetzt einmal fest, dass unsere Fragen intellektuell nicht alle zu beantworten sind. Das führt uns zu einem weiteren Schritt, der uns auf einer anderen Ebene nach Antworten suchen lässt. Die Frage wird zwar gestellt, aber der Geist kann Sie mit logischem Denken nicht beantworten, und durch unsere Neugier auf Antworten und unseren Wissensdrang, kann es passieren, dass wir uns irgendwann auf eine metaphysische Ebene hinbewegen, die uns in alle Richtungen suchen lässt.

Beginnen wir mit der Suche nach dem „Wem oder Was"; Nach „Wem" bedeutet für mich, nach uns selber zu suchen. Und welche Bedeutung hat dann „Was"? Was ist letztendlich unsere innere Bestimmung, eine Art Karma oder Schicksal? Was passiert mit

Dir, wenn du deinen Job verlierst? Was passiert mit Dir, wenn du deinen Partner verlierst? Was passiert mit Dir, wenn du Dich selbst verlierst? Man kann einen Schlüssel verlieren, vielleicht auch seine Unschuld und dies oder das, aber bloß nicht sich selber. Was passiert denn, wenn jemand sich selbst verliert? Ist er dann noch Herr seiner Selbst? Ja, man kann sich selber verlieren. Aber der, der etwas Wichtiges verliert, muss es schließlich erst einmal besessen haben.
Dieser Weg führt über meine Fragestellung zu einem weiteren Schritt. Es stellen sich mir nämlich die Fragen: Was macht mich aus? Warum bin ich? Das ist erst einmal eine intellektuelle Fragestellung an sich selbst und sein Leben. Diese Fragen führen dann unweigerlich zu einer weiteren Frage, nämlich der Sinnfrage seines Lebens und der daraus resultierenden Antwort, also einer Antwort, die verunsichern kann oder auch suchen lässt. Mit Ihnen möchte ich mich auf die Suche begeben...!

Also grundsätzlich erst einmal: „ Wer ist es, der fragt?"
Da es um das Erkennen deines ureigenen Wesens geht, müsste die Antwort „ICH" lauten. Aber was ist denn genau das „ICH"? Dieses ICH ist eine Ansammlung von sozialer

Prägung, Erfahrungen, Konditionierungen, Erwartungshaltung der Eltern, Lehrer, Gesellschaft und anderen direkten oder indirekten moralisch-ethischen Einflüssen. Solange es sich um die Antwort einer „ICH" gefärbten Persönlichkeit handelt, bleibt diese auf einer Ebene struktureller und vergangenheitsbezogener Erfahrungen begrenzt.

Unsere uns eigene Offenheit und Unbegrenztheit nach der Geburt nimmt von Tag zu Tag ab. Sie verschwindet mit der Definition der Welt und der Erschaffung eines Selbstbildnisses. Diesem Selbstbild entsprechen wir immer mehr, je älter wir werden. Natürlich birgt es auch Sicherheiten. Eine hohe soziale Stellung zu bekleiden, die Geld und Macht garantiert, versteckt sich natürlich auch in gewissen Berufen, wie Banker, Arzt oder Architekt. Im täglichen Miteinander ist diese gesellschaftliche Position wunderbar, weil sie dem Leben sichtbare Vorteile bietet und zusätzlich das Selbstbild anhebt, das Selbstbewusstsein steigert und den eigenen gesellschaftlichen Wert erhöht. Man ist wer! Man zählt etwas! Doch auf die Fragen, wer bin ich, oder was bin ich, haben der Beruf und die gesellschaftliche Stellung nicht die Bedeutung, die man ihnen beimisst.

Also frage ich mich weiter: Sind wir in Erwartung auf mehr und immer noch mehr, oder sind wir bereits mit der Frage nach dem in uns wohnenden „Wohin" oder „Wo" vertraut? „Wohin" oder „Wo" bedeutet in genau diesem Fall, sein ureigenes Wesen zu erkennen. „Wohin" bedeutet auch nach dem Sinn des Lebens zu fragen oder nach Gut und Böse. Bei aller offensichtlichen Schwäche des Individuums, bin ich doch ein klarer Menschenfreund. Damit will ich sagen: Es gibt trotz allem Wohlwollen nicht nur das Gute, sondern auch Schlechtes oder Böses! Wir alle sind gut oder böse; es gibt da keine Unterschiede. Letztendlich gibt es weder Gutes noch Böses, weil das angeblich Böse in jedem von uns lebt, wie auch das Gute. Da wir unweigerlich mit allem und jedem verbunden sind, ist auch der Massenmörder teil von uns. Wenn ich das weiß, dann sollte ich meinen Nachbarn nicht mehr als negativ bezeichnen, weil ich doch teil von ihm bin. Mit diesem Wissen lohnt sich keine Abgrenzung mehr, da wir uns in allem wiederfinden. Wenn also ein großes Netz die Welt überziehen würde, dann wäre es egal, an welcher Ecke man zieht, es würde sich alles bewegen.

Die Buddhisten nennen es das Netz des Indra.

Alles ist miteinander verbunden. Das ist die buddhistische Lehre vom wechselseitig bedingten Entstehen aller Phänomene! Wenn also ein Schmetterling im Amazonasbecken aufschwingt, gibt es in der Sahara einen Sturm.

Die Christen sehen es ähnlich, beschreiben es nur anders! Sie sagen: „Wir sind Gottes gestaltig".
Jesus sagte: „Ich und der Vater sind eins" und „Wer mich sieht, sieht den Vater". Und er sagt:" Wie du Vater in mir bist und ich in Dir, so sollen auch sie in uns sein." „Sie sollen eins sein, wie wir eins sind, ich in Ihnen und du in mir. So sollen sie vollendet sein in der Einheit." In der Eucharistie feiern wir diese Einheit von Gott und Mensch. Auch in uns Menschen, und zwar in allen, offenbart sich diese göttliche Dimension.
Durch diese Fragen können wir die Welt mit unserem inneren Auge erkennen, und uns selber und die Welt in einer Weise begreifen, die sich nicht nur um das „Ich" dreht. Befreien wir uns von unseren Ängsten und Schuldgefühlen! Es wurde zu viel über Schuld, Sünde und Moral geredet.

Unsere göttliche Größe ging bei den allermeisten verloren. Wo ist denn die Freiheit, die uns gebracht wurde. Lasst sie uns wiederfinden!

Kapitel 3

Kann man Freiheit finden?

Was für eine Freiheit ist denn wieder zu finden?
Ich kann mir fast jedes Produkt kaufen, das ich mir wünsche. Mir ist außerdem kein Zugang zu irgendwelchen Medien oder Nachrichten verboten. Auch bin ich in der Lage, mir meinen Partner, Job oder jegliche Freizeitbeschäftigung frei zu wählen. Lebe ich also in gewisser Weise auch nach meinen persönlichen Vermögensverhältnissen, steht mir ein nicht so kleines Maß an materieller und individueller Freiheit zu. Für viele der „Normalbürger" ist aber in unserer heutigen Zeit genau das zum Problem geworden. Der einzelne verliert sich in dem enormen Angebot. Und auf der Suche nach Glück, entscheiden wir uns je nach Naturell zwischen Sofa oder Sauna, Wein oder Bier, Natur oder Kirmes, Theater oder Disco, Kino oder Fernsehen, Frankfurter Allgemeine oder Bild. Natürlich ist es nicht immer so einfach, aber ich habe hier mit Absicht polarisiert, um einen

Gedanken heraus zu kristallisieren: den Gedanken der äußeren Freiheit. Alles, was ich in den oberen Zeilen polarisiert darstellte, führt zu einem äußeren Maß an Freiheit, die allerdings langfristig kein Glück und keine Freiheit schenkt. Egal, wie edel die Fitnessbude auch sein wird, irgendwann trifft man immer nur auf eine Stufe der Bedürfnisbefriedigung und damit auch auf eine oberflächliche Sättigung. Wirkliches Glück, Freiheit und tiefe Gelassenheit können nur von innen kommen.

Nun bin ich an einem wichtigen Punkt angelangt. Es ist sozusagen der Kreuzpunkt.

Hier unterscheidet sich innere von äußerer Freiheit, ein Gefühl von Glück ohne äußere Ursachen und eine Gelassenheit, Dinge so kommen zu lassen, wie sie sind, ohne sie verändern zu wollen. Wer das jemals erlebt hat, benötigt weder Sauna noch Solarium. Er erfreut sich an seiner inneren Welt, die so unermesslich groß ist, in der die alltäglichen Dinge durch ein neues Fenster betrachtet werden können. Dann eröffnet sich ein unglaublicher Reichtum von Nichtigkeiten. Nicht, dass sie glauben, irgend etwas Großes, Donnerndes passiert, nein – ES IST DER IMMENSE REICHTUM DER

BANALITÄTEN, die uns alle ausmachen und bestimmen.

Wer das einmal erkannt hat, der kann gar nicht mehr ohne ein gewisses „Grinsen" durch das Leben gehen! Wie wichtig wäre die Erkenntnis für alle großen Staatslenker, Entscheidungsträger und andere sozial hochstehende Menschen. Mit diesem Wissen gäbe es dann weder Krieg, noch Ausbeutung. Die Sicht auf sich selbst als mächtige unantastbare Größe verliert sich sofort mit dem Wissen um seine kleine banale Rolle im unbekannten großen Ganzen. Auch lacht dann niemand mehr über das Fehlverhalten von dritten, nein – jeder der lachen möchte, zückt einfach einen Spiegel. Unsere Erde würde vor lachender Freude beben! Das ist der Reichtum, von dem ich spreche. Nichts Geringeres als das. Das Leben ist letztendlich einfach und unkompliziert, wenn man sich an die Banalitäten hält. Da gibt es den lachenden Dino, den weinenden Dino, den essenden Dino, den grollenden Dino, den freudigen Dino, den kommunizierenden Dino, den spuckenden Dino, den schlafenden Dino... usw., usw.!
Wenn der Dino lacht, dann lacht er aus vollem Herzen, und da ist dann nur Lachen. Das gleiche geschieht, wenn der Dino weint. Wenn

er weint oder grollt, dann passiert genau dasselbe. Nach dem Weinen oder nach dem Grollen ist es vorbei. Die dunkle Wolke ist aus dem Gesichtsfeld gezogen, und der Himmel ist wieder so blau, wie ich ihn ursprünglich gesehen habe. Das Geschehen ist vorüber. Das nenne ich universelle Harmonie.

Seitdem der Mensch seinen Willen entdeckt hat, ist er jedoch aus dieser universellen Harmonie herausgefallen. Das Paradies, in dem Adam und Eva lebten, war nichts anderes als eine Form dieser Harmonie. Es war alles im Gleichgewicht, und weder Tier, Mensch oder Pflanze musste irgendetwas erreichen oder bekommen. Alles war immer für alle da. Aber es war eine göttliche Ordnung, nach der verteilt und gegeben wurde. Diese Ordnung ist frei von Konzepten und Vorstellungen. Und selbst wenn wir versuchen würden, uns diese göttliche Ordnung vorzustellen, es passt nicht in Worte, weil es die Dimension von unserer Zeit und Raum sprengt. Also gehen wir zurück zu Adam und Eva, die vom Baum der Erkenntnis aßen, und zum ersten Mal ihren „Willen"
erlebten und entdeckten. Mit diesem „Ich will" begann für die Menschen eine Zeit, in der sie ihr Brot durch eigene Arbeit verdienen mussten. Sie fielen aus der Einheit (universelle

Harmonie) heraus und in die Dualität, auch in die Dualität der Geschlechter, die von dort an das menschliche Dasein bestimmte.

Wie kommen wir also wieder in diese Einheit, in die universelle Harmonie?

Kapitel 4

Welcher Weg führt dahin?

Es gibt Menschen, die durch besondere Geburt oder begnadete Umstände einfach durch ihren Lebensweg dorthin gelangen. Die speziellen Umstände in deren Leben führen diese Menschen automatisch zu dieser Art von Erkenntnis. Dann gibt es Zen und Vipassana im Buddhismus. Im Hinduismus ist es der Weg des Yogas. Im Islam ist es der Sufismus. Im Judentum ist es die Kabbala. Im Christentum sind es Mystik und das Rosenkranzgebet.

Es gibt viele Wege, die zu einer Erkenntnis führen können. Ich praktiziere den Zen-Weg. Dieser Zen-Weg ist aber gar kein Weg, wie wir ihn aus unserem europäischen Verständnis her kennen und beschreiben, denn die Wortbedeutung des deutschen Wortes „Weg" ist für uns Europäer eine befestigte Strecke, auf der man sich in Raum und Zeit fortbewegt. Wer einen Weg beschreitet, überwindet eine Strecke und ist zu einer bestimmten Zeit aufgebrochen, um eine Ankunft zu erleben.

Im Zen-Weg gibt es keine zeitliche Ankunft, da ist der „Weg das Ziel"! Es geht immer weiter, wie in einem unbegrenzten Raum. Der Weg ist dann nichts anderes als die Antwort auf die persönliche ureigene Frage. Ein Zen-Meister sprach einmal vom torlosen Tor, durch das wir schreiten müssen. Er hätte auch vom weglosen Weg sprechen können. Da gibt es keinen Unterschied. Wie soll ich durch ein Tor schreiten, das doch gar nicht sichtbar existiert? Es ist das Tor unserer eigenen Verblendung, das durchschritten wird. Ein nicht sichtbares Tor. Wir versuchen es mit unserem Intellekt zu fassen, können es aber mit diskursivem Denken nicht lösen. Ähnlich ist es mit dem Weg. Wie soll ich einen Weg beschreiten, der ohne Anfang und ohne Ende ist? Wenn der Weg keinen Anfang besitzt, muss ich mir doch die Frage stellen, ab wann ich ihn begehe?

Der Anfang ist die Suche nach einer Antwort auf eine ureigene existenzielle Frage, also nichts materiell Greifbares. Wie war Dein Angesicht vor der Geburt deiner Eltern? Hätte ich meinem damaligen Klassenlehrer diese Frage gestellt, dann wäre er sicher verärgert gewesen, und das hätte mit Sanktionen und Repressalien enden können. Heute ist so eine

Frage schon eher erlaubt, unser Bewusstsein schreitet voran. Da alles mit Allem in Verbindung steht, gibt es auch kein abgegrenztes Bewusstsein. Ganz gleich wie viele Kriege gerade ablaufen, wie viele IS Kämpfer gerade töten, der größte Teil der Menschheit wünscht sich ein glückliches Leben. Das ist die Liebe, aber nicht nur zu einer Person, sondern zu allen belebten wie auch unbelebten Wesen dieser Welt. Warum sollte ein Stein keine Seele haben, wer weiß das schon? Die allermeisten Menschen besitzen ein „äußeres Wissen" und begnügen sich oft mit diesem Wissen. Wirkliches Wissen kommt jedoch von innen! Alle wichtigen Erkenntnisse kommen aus dem Inneren. Das ist ein vollkommen anderes Wissen als das Bücherwissen. Mit diesem inneren Wissen ist der Mensch mehr als Körper und Persönlichkeit. Das „Ich" verändert sich tiefgehend und mit ihm der tiefste Kern unserer Persönlichkeit. Das Ego verschwindet nicht, nur lassen wir uns nicht mehr von ihm „reiten". Es ist jetzt umgekehrt, wir können jederzeit auf das „Ich" zugreifen und es danach wieder ablegen, wir sind keine getriebenen mehr. Die durch dieses Wissen gewandelten Menschen fördern ein spirituelles Wachstum, von dem alle anderen profitieren.

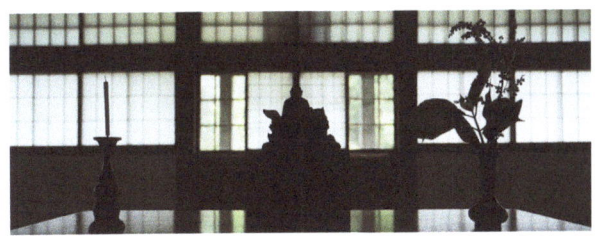

Ein Weg zum inneren Wissen ist die Meditation. Es benötigt ein wenig Zeit und Energie. Es ist schwierig, die Meditation über Jahre zu praktizieren, weil es kein sichtbares Ergebnis gibt. Wenn ich in das Kino gehe, dann gibt es danach noch eine Diskussion über den Film. Wenn ich ein Eis esse, dann gibt es danach noch eine gewisse Zeit den süßen Geschmack in meinem Mund. Das alles fehlt im Zazen, meiner Meditation. Dort gibt es gerade als Anfänger eher schmerzende Glieder oder andere Unzulänglichkeiten. Es kommt aber irgendwann der Moment, in dem du Deine aktuelle Lebenssituation begreifst. Das ist der Moment, der Deine Fassade bröckeln lässt. Alles, was du bis jetzt so wunderbar verstecken konntest, taucht dann auf und erschüttert dich. Das Versteckspiel ist dann vorbei. Dann begreifst du irgendwann, das dein Leben Minute für Minute vorbeifließt und kein Moment wie der vorige ist. Ein Gedanke

springt in deinem Kopf auf, und kurz darauf wird er vom nächsten abgelöst. Ein Geräusch streift dein Ohr, ein Auto fährt vorbei. Freunde treten in dein Leben und verlassen es wieder. Alles verändert sich. Das ist die Natur des Universums. Wir aber versuchen, die Dinge, die uns gefallen, festzuhalten, alles was uns missfällt, von uns zu weisen und abzulehnen. Geschehnisse die uns belanglos erscheinen, die uns weder einen Vorteil noch einen Nachteil bescheren, nehmen wir als neutral wahr und begegnen ihnen relativ gleichgültig. Wir schenken ihnen kaum Aufmerksamkeit. Unsere Wahrnehmung macht dabei nichts anderes, als alle Momente in „Gut – Schlecht – Neutral" zu etikettieren. Die Geschehnisse werden damit bewertet und mit vorigen Erfahrungen verglichen. In allen Zeitungen, in den Talk Shows, in der Werbung, überall wünschen sich die Menschen die gleichen Dinge(Gesundheit, Geld, Partner...) und hegen eine Aversion gegen alles Hässliche des Lebens. Die Dinge und Momente des Lebens, die
uns gleichgültig sind, betrachten wir nur oberflächlich, sozusagen im Vorbeigehen. Diese Geschehnisse bewerten wir als neutral und schenken ihnen kaum Aufmerksamkeit. Durch dieses Verhalten berauben wir unser eigenes Leben. Das ist der Grund, aus dem die

Probleme erwachsen. Denn wenn zwei Drittel des Lebens im „Neutralen" Bereich liegen, dann bedeutet das für die meisten, dass sie ihr Leben im Großen und Ganzen verschlafen. Das Leben ist dort flach und langweilig. Was bleibt ist GUT und SCHLECHT. Aber genau dieses ist zu unserem eigenen geistigen Gefängnis geworden, einerseits durch Vermeidung von allem Schlechten und Bösen und andererseits durch Festhalten an allem Guten und Erfolgreichem. Das nennt man Leiden. Selbst in den Momenten unserer großen Erfolge, baut sich langsam der Gedanke auf: Wie lange kann ich diesen Erfolg halten? Hoffentlich bleibt das Glück mir treu! Es schleicht sich also zuerst langsam, aber dann immer schneller auch ein Zweifel ein. Also versuchst du das Gewonnene zu sichern und errichtest Strukturen, die deinen Besitz schützen und mehren. Die Jahrzehnte vergehen im Fluge, und am Ende stirbst du nackt und kannst von alledem nichts mitnehmen.

Wir sind alle nur Gäste hier auf Erden und auf der Durchreise.

Kapitel 5

Die Bedeutung der Achtsamkeit

Wenn ich heute in die Stadt gehe, dann sehe ich kaum glückliche Menschen, sondern eher solche, die mit verkniffenem Gesicht durch die Innenstadt hetzen und die Besitztümer eng am Körper halten. Wirkliche Freude und Frieden lese ich ganz selten in den Gesichtern. Wir laufen den materiellen Dingen zu sehr hinterher und vernachlässigen unsere spirituelle und emotionale Seite. Jeder Mensch hat aber auch die Möglichkeit, sich zu ändern und lernt dabei auch, den Blick nach innen zu richten, weg vom ewigen Vergleich nach Besser, Höher und Schneller. Dabei spielt die Betrachtung des Jetzt eine zentrale Rolle. Alles was vorher neutral und langweilig war, wird dann ein Moment des bewussten Erlebens. Die Achtsamkeit ist Teil der Meditation, in der nichts gesucht und bewertet wird. Wir bewerten nichts mehr während der Übung. Später versuchen wir diese Übung in unseren Alltag zu transportieren. Jeder Schritt ist JETZT. Da gibt es keinen gleichgültigen oder neutralen Schritt. Mit dieser Einstellung ändert sich die Qualität deines Lebens.

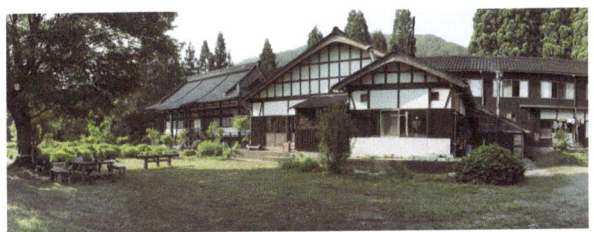

Die Übung der Achtsamkeit:
Eines Tages trat ein Mann auf den Zen-Meister Ikkyu: „ Meister wollt ihr mir bitte einige Grundregeln der höchsten Weisheit aufschreiben."
Ikkyu griff zum Pinsel und schrieb: „ Aufmerksamkeit".
„Ist das alles?" fragte der Mann, „wollt Ihr nicht noch etwas hinzufügen?"
Ikkyu schrieb daraufhin zweimal hintereinander: „ Aufmerksamkeit, Aufmerksamkeit".
Der Mann war ziemlich gereizt, „ich sehe wirklich nicht viel Tiefe oder Geistreiches in dem, was Ihr gerade geschrieben habt."
Daraufhin schrieb Ikkyu das gleiche Wort dreimal hintereinander: „ Aufmerksamkeit, Aufmerksamkeit, Aufmerksamkeit."

Halb verärgert begehrte der Mann zu wissen: „Was bedeutet dieses Wort Aufmerksamkeit überhaupt?"
Und Ikkyu antwortete sanft: „Aufmerksamkeit bedeutet Aufmerksamkeit."
(Aus Zenso Mondo – Dialoge von Zenmeistern)

Ein Rabbi wurde einmal gefragt, warum er trotz seiner vielen Beschäftigungen immer so gelassen sein könne. Er sagte:
Wenn ich stehe, dann stehe ich;
wenn ich gehe, dann gehe ich;
wenn ich sitze dann sitze ich;
wenn ich esse, dann esse ich;
wenn ich spreche, dann spreche ich...
Da fielen ihm die Fragesteller ins Wort:
Das tun wir auch, aber was machst du noch darüber hinaus?
Er sagte wiederum:
Wenn ich stehe, dann stehe ich;
wenn ich gehe, dann gehe ich;
wenn ich sitze, dann sitze ich;
wenn ich esse, dann esse ich;
wenn ich spreche, dann spreche ich...
Wieder sagten die Leute:
Das tun wir doch auch. Er aber sagte zu Ihnen: Nein,
wenn ihr sitzt, dann steht ihr schon;
wenn ihr steht, dann lauft ihr schon;

wenn ihr lauft, dann seid ihr schon am Ziel.

So sind Eure Gedanken ständig woanders und nicht da, wo ihr gerade seid. In dem Schnittpunkt zwischen Vergangenheit und Zukunft findet das eigentliche Leben statt. (Autor unbekannt)

Über die Meditation lernen wir unseren Geist zu beruhigen und konzentriert zu sehen, riechen, fühlen, hören...! Du wirst ein Beobachter, nicht nur der Dinge außerhalb von Dir, sondern vor allem Deiner selbst. Das versucht Zen-Meister Ikkyu mit dem Wort Aufmerksamkeit direkt zu vermitteln.
Wenn du Dir nichts mehr wünschst und alle Erwartungen abgelegt hast, dann ist da enorm viel Platz für freie und konzeptlose Aufmerksamkeit. Sobald die Wünsche, Ablehnungen und Polarisierung der Welt aufgegeben sind, eröffnet sich ein unendlich großer Betrachtungsraum, den ich am Anfang schon mit der Freude an allen Banalitäten beschrieben habe. Es hängt also damit zusammen wie du schaust. Der Prozess des Beobachtens ist eng an die spirituelle Entwicklung des Betrachters geknüpft. Wichtige Voraussetzung für eine tiefe Meditation (Zazen) ist eine gewisse körperliche wie geistige Haltung.

Dogen Zenji sagt im Buch Gyoji des Shobogenzo: „Die Praxis des Weges (Zazen – Praxis) ist kein Ort, den die Weltleute lieben, aber sie ist die echte Heimat für alle." Wie kann ein Mensch, der die eigene Heimat in sich selbst verloren hat, auf dem Lebensweg richtig handeln? Leben wir aber in der echten Heimat der eigenen Existenz, so fehlt uns nichts; dann können wir bereit werden, uns der Aufgabe zu stellen, die persönlichen und die allgemeinen Probleme zu lösen. Die Praxis des Zazen erweckt uns, um die grundsätzlichen Ursachen des „ Auf und Ab" dieser Welt besser zu verstehen. Das Zazen ist nicht nur die Verwirklichung des wahren Selbst in uns selbst, sondern auch die Weisheit, Prajna, an sich, das Licht im Leben zum Leben. Wer sich selbst erforschen will, braucht einen aufrechten Geist. Das aufrechte Sein in Geist und Körper ist die Praxis des Zazen. Um diesen Geist zu erlernen, müssen wir die ichbezogene Lebenseinstellung loslassen.
An anderer Stelle schreibt Dogen: „ Der volle Lotussitz transzendiert das ganze Universum unmittelbar und ist so das würdige Verweilen im Hause der Buddhas und Dharmavorfahren. Ich beziehe mich hauptsächlich auf Dogen Zenji(1200 – 1253), weil er der Begründer des japanischen Soto – Zen ist. Die Klöster, die ich in Japan besuchte, lehrten streng nach

Dogens Regeln. Eine seiner Schriften nennt sich „ Fukan Zazengi" und beinhaltet die praktische Anleitung zum Zazen, dem Zen – Sitzen. (Shobogenzo, Bd. 1., Heidelberg, Leimen: Kristkeitz 2001, S. 311 -313.)

Kapitel 6

Welchen Sinn hat die Übung des Zazen?

Dogen: „ Wenn wir jetzt nach der Wahrheit fragen, ist die Antwort, dass sie grundsätzlich überall gegenwärtig ist. Weshalb sollten wir dann auf die Übungspraxis und die Erfahrung angewiesen sein? Das grundlegende Fahrzeug zur Verwirklichung existiert aus sich selbst heraus. Warum sollten wir deswegen große Anstrengung darauf verwenden? Die ganze Wirklichkeit geht weit über den Staub und Schmutz der Welt hinaus. Wer könnte an ein Mittel glauben, sie zu reinigen? Grundsätzlich sind wir nie von unserem Ziel entfernt. Welchen nutzen hätte da auch nur die geringste Übungspraxis."
Warum also Üben?

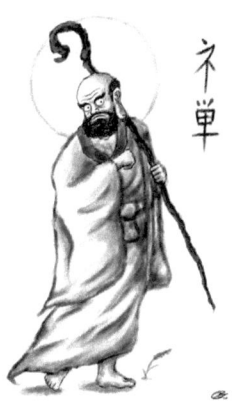

Die Übung des Zazen ist im Wesentlichen ein Loslassen, ein Nicht – Tun. Du lässt die Dinge geschehen, ohne Bewertung. Während der Übung solltest du versuchen, mit allem eins zu werden, selbst mit dem schneidenden Geräusch vorbeifliegender Hubschrauber oder klingelnder Handys. Lasse keinen Groll in Dir aufsteigen. Du bist von Anbeginn vollkommen, was sollte Dich also trüben? Die Übung wächst mit deinem Vertrauen, und deswegen musst du nichts verheimlichen oder unterdrücken. Da gibt es keine Lüge. Sei einfach nur du selber und bleibe in der Übung! Wenn du auf deine Atmung ausgerichtet bist, dann konzentriere dich darauf. Wenn du an einem Koan arbeitest, dann kehre immer wieder zu deinem Koan zurück. Es gibt Tage, da fällt dir die Übung schwer und du bist

unkonzentriert; sei liebevoll zu dir selber und schimpfe nicht mit dir. Die Übung ist ein großes Akzeptieren von Dir selbst und allen Himmelsrichtungen. Versuche auch nicht etwas Besseres zu werden. Viele glauben, dass sie durch die Übung ein besserer Mensch werden oder zum guten Meditierer gereift sind. Grundsätzlich besteht die Übung ganz einfach im „ Sosein" und ganz und gar da zu sein. Ich habe vor einiger Zeit einen Spruch gelesen, den ich auch sofort auf mich beziehen konnte: „Wenn Gott doch überall ist, warum bin ich dann so oft woanders?"
Wenn du merkst, dass du woanders bist, dann kehre in die Gegenwart zurück, immer wieder von Neuem.
Dogen: „ Das würdevolle Verhalten der Meister mag jenseits von Klang und Form sein. Wie könnte es nicht ganz andere Maßstäbe geben, die vor dem unterscheidenden Wissen und der Wahrnehmung existieren? Deshalb sollet ihr nicht sagen, dass Wissen hervorragend und Dummheit minderwertig sei, und nicht zwischen intelligenten und beschränkten Menschen unterscheiden. Vielmehr solltet ihr eure Anstrengung einzig auf Zazen richten, denn dies ist wirklich das Bemühen um die Wahrheit. Diese Praxis und Erfahrung ist auf natürliche Weise rein, und euer Tun wird

ausgeglichen und stetig sein.
Habt ihr nicht euren menschlichen Körper als das wesentliche Werkzeug empfangen? Verschwendet nicht Eure Zeit! Bewahrt und behütet den Kern der Buddha – Wahrheit. Wer wollte da flüchtige Freuden genießen, die wie Funken vom Feuerstein springen? Nicht nur das, euer Körper ist wie ein Tautropfen auf einem Grashalm. Das Leben gleicht einem aufblitzenden Lichtstrahl. Plötzlich ist es verschwunden und verloren in einem Augenblick.
Hier spricht Dogen von der Vergänglichkeit und dem einzigartigen Jetzt. Jeder Moment ist einmalig und unwiederbringlich. Das macht ihn unvergleichlich.
Dogen:" Deshalb bitte ich euch, edle Gefährten, die ihr die Wahrheit durch die Erfahrung erforscht: Erschreckt nicht vor dem wahren Drachen, weil ihr Euch an seine Abbilder gewöhnt habt. (Der wahre Drache ist als dein ursprüngliches Gesicht zu verstehen, also die letzte Wahrheit)
Dogen:" Richtet eure Anstrengung auf den Weg, der direkt zugänglich und unkompliziert ist. Verehrt die Menschen, die aufgehört haben zu studieren und nichts mehr suchen. Lebt im Einklang mit der Wahrheit der Buddhas und werdet wahrhaftige Nachfolger des Samadhi (Versenkung) der Patriarchen. Wenn ihr Dies

lange genug praktiziert werdet ihr es sicherlich selber. Dann wird sich die Schatzkammer des Dharmas (der tiefsten Lehre) auf natürliche Weise öffnen, und ihr werdet seine Schätze empfangen und benutzen können, so wie es euch gefällt.

Die letzte Wahrheit, die ich vorher beschrieben habe, verlangt nach einem Loslassen unseres überdimensionalen Egos, das sich die Erde unterworfen hat. In unserer Ego-zentrierten Gesellschaft kreist jeder um seine eigene Umlaufbahn. Was hält also eine Welt zusammen, die nur aus Einzelkämpfern besteht? Die Demonstrationen gegen fremde Kulturen (Pegida) ist so ein Beispiel von großer Fremdheit der unterschiedlichen Kulturen. Diesen großen Kulturkampf zwischen Einheimischen und Migranten gibt es weiterhin. Er wird nicht immer offen ausgetragen, aber an Bildung, Einkommen und Wohnung erkennt man viele Migranten. In Frankreich leben sie in den Trabantenstädten vor Paris, hier in Deutschland heißen diese Bausünden „ Hasenberg, Kölnberg, Stadtteile von Offenbach, von Duisburg und anderen deutschen Städten. Wenn man dann glaubt, dass ist eine Erscheinung unserer Zeit, dann irrt man gewaltig, denn die Menschen in Galiläa gingen sich schon gegenseitig an die

Gurgel, weil eine Kultur glaubte, besser als die andere zu sein. Daraus erwuchs der Kulturkampf zwischen Einheimischen und Migranten. Die römischen Besatzer waren damals eben auch nicht zimperlich, Menschen an das Kreuz zu nageln. Sie hatten die Macht, Jesus von Nazareth hinrichten zu lassen, nachdem ihnen dieser gefährlich schien. Er verkündete Friedensbotschaften, das war den Römern zutiefst suspekt.

Im Zen – Buddhismus findet sich jeder auch im anderen wieder. Es gibt da keine Unterschiede. Eine fremde Sprache oder eine andere Hautfarbe hat keine Bedeutung. In der Theorie hat sie keine Bedeutung, in der gelebten Praxis leider schon. Selbst in den Klöstern auf der ganzen Welt wird nach Rang und Namen unterschieden.

Die meisten wollen Karriere machen, seidene Kopfbedeckungen und edle Gewänder tragen, so wie die Manager und Lenker in den großen Konzernen. An vielen profanen wie auch säkularen Orten herrscht der Geist der Bereicherung und der Unwissenheit! Das Christentum lebt im Pfingstfest die Aufhebung des üblichen Kulturkampfes. Da wird von einem Wunder gesprochen. Der heilige Geist zieht in die Menschen ein. Da gibt es keine Unterschiede mehr. Männer und Frauen, Juden, Römer, Griechen, Sklaven und Freie,

alle waren von dem einen universalen Geist
erfüllt. Auch hörte jeder den anderen in seiner
Muttersprache reden. Dieser Geist setzte eine
Gleichheit frei, die alle Sprachen verständlich
machte. In ihrer Gleichheit blieben sie sehr
wohl Unterschiedene; die Römer blieben
Römer, und die Griechen natürlich Griechen.
Der „ heilige Geist" verbürgt sich für das
Gemeinsame, jenseits aller Trennungen von
Religion und Herkunft. Den meisten
Menschen war die Entfremdung zur anderen
Kultur schon allzu natürlich, das sie durch das
Wunder des heiligen Geistes so ziemlich
verwirrt waren. Außenstehende beschrieben
diese Erleuchteten deshalb als verrückt und
vermuteten, sie seien „ voll vom süßen Wein"!
Hier im Christentum kommt die Transzendenz
von außen; im Zen muss es dem Übenden
schon aus eigenem Antrieb und eigener Kraft
gelingen, einen allumfassenden, universellen
Geist der Gemeinschaft zu generieren. In der
Bibel wird dieses Ereignis der Transzendenz
von außen, als „ Fügung des Himmels" oder
als „Heiliger Geist" beschrieben, einen Geist,
der die Menschen befriedet. Die Verwandlung
der vom heiligen Geist beseelten Menschen
geschieht nicht aus der Gesellschaft heraus,
sondern kommt von oben. Der Geist, der in die
Menge einfährt, gehört niemanden und bildet
geradewegs das Verständnis zur Gemeinschaft

und ihrer Liebe. Der Geist, der in diese Menschen einzieht, erhebt sich über deren egoistische und trennende Sicht und den endlosen Kampf der unterschiedlichen Interessen.

Kapitel 7

Besinnung und Rückbesinnung

Mit Verlaub und großem Respekt vor allen Weltreligionen stehe ich einer solchen Eingebung doch eher kritisch gegenüber. In unserer modernen und aufgeklärten Gesellschaft gibt es keine Transzendenz von außen, es muss dem Individuum schon aus eigener Kraft gelingen, den Geist der Liebe und Verbundenheit zu erzeugen. Und doch ist dieses wunderbare Pfingstereignis einem menschlichen Traum gleich. Dem Wunsch nach dauerhaftem Frieden, und dem Wunsch nach Unterschiedlichkeit ohne Gewalt. So fern und weltfremd diese Sehnsucht auch sein mag, so sehr existiert sie angesichts einer chaotisch verworrenen Weltlage, wie sie heute ist. Der ganze „ Nahe Osten „ brennt, die Russen rüsten wieder auf, und entwickeln einen gewissen Drang zur territorialen Ausdehnung, Die Israelis und die Palästinenser befinden sich in einem unausgesprochenem Dauerkriegszustand. Also wie finden wir denn dann den Geist der Gemeinschaft? Vielleicht über unsere Religion? Wenn man also einem „ guten " Menschen begegnet könnte man ihn nach seiner Religion fragen: „ Nun sag, wie hast du´s mit der Religion? Du bist ein herzlich guter Mann, allein ich glaub, du hältst nicht viel davon. "Die Frage, die Gretchen in „Faust" stellt, enthält bereits die Antwort. Der moderne Mensch, für den der Doktor Faust steht, ist immer weniger Glaubender! Hat unser technisches Zeitalter die Metaphysik ersetzt? Denn Glauben ist Nicht Wissen und damit Metaphysik. Glauben ist aber auch etwas sehr persönliches und damit eng an die eigene Lebensgeschichte geknüpft. Bin ich Buddhist oder Christ oder vielleicht ein Moslem, so hat das oft mit meiner Heimat und Kultur zu tun, aus der ich stamme. Unsere europäische Gesellschaft unterliegt einem Wandel, in der die gelebte Religion stetig abnimmt. Während im Mittelalter die meisten Menschen religiös waren, so sind es jetzt viel weniger. Schon in der Zeit der Romantik, verließ sich der Mensch nicht mehr so sehr auf übergeordnete Prinzipien, sondern viel mehr auf sich selbst. Dort wurde eher eine Ethik der Authentizität gelebt, also die Idee, das jeder Mensch sein eigenes Maß habe. Das „ICH" gibt somit die Richtung vor und das Ergebnis ist das heutige Verschwinden der Christen. Das Christentum gibt es natürlich immer noch, wie auch das ständige Bedürfnis der Menschen nach Selbstfindung, nach einer „Richtung" im Leben die Zuversicht und Glück verspricht. Diese Richtung wird aber heute überwiegend vom „ICH" vorgegeben. Das „EGO" gibt jetzt ganz rational die Richtung vor. Mit der Größe der Macht und des damit verbundenen „EGOS", muss alles weichen, dass dem „ EGO" nicht gefällt. Die Staatenlenker Putin und Erdogan sind deutliche Beispiele dieser Theorie. Deswegen lautet eine alte Weisheit auch: „ Willst du den Charakter eines Menschen erkennen, so gib ihm Macht!"

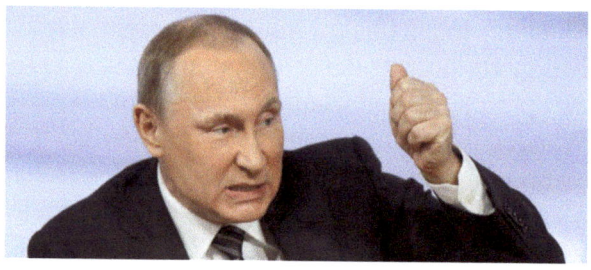

Religion sollte weniger aus Dogmen bestehen, sondern mehr auf eigener Erfahrung basieren und auf einem fruchtbaren Boden der Transzendenz beheimatet sein. Da ist die Erfahrung, dass es immer noch mehr gibt als die Erfahrung. Die Naturwissenschaften bringen uns da nicht weiter. Ein Leben ohne Religion und nur für die Wissenschaft könnte säkulare Ideologien beschleunigen, die eine trügerische Sicherheit durch hochtechnisiertes Militärpotential befördert. Es gab Wissenschaftler, die mit ihrem Wissen zum Bau der Atombombe beitrugen. Nach dem Abwurf über dem japanischen Festland, sind sie in tiefe Zweifel gefallen und schrieben einen Brief an den amerikanischen Präsidenten. Obwohl sie die Bombe gebaut hatten, war ihnen das Maß der menschlichen Tragödie nie so wirklich vor Augen. Erst als sie die Fernsehbilder dieser enormen Vernichtung von allem beseelten und unbeseelten erkannten, baten sie den Präsidenten keine weitere Bombe mehr zu werfen. Da stelle ich mir natürlich die Frage: „Würde ein tief religiöser Mensch eine solche Waffe bauen." Ein Mensch, der eine Art der Transzendenz erfahren hat, könnte so eine Bombe gar nicht bauen, weil er sich seiner Bedeutung um das Mitgefühl und der allumfassenden Verbundenheit bewusst wäre." Aber es ist nun einmal eine Zeit in unserer spätindustriellen Gesellschaft des Westen angebrochen, in der es keine wirklichen Sicherheiten mehr gibt. Die Nachrichten zeigen Bilder von enormen Flüchtlingsströmen, von Menschen die entweder vor der Armut oder dem Krieg fliehen. Gewaltige Skandale um Betrug(größter deutscher Autobauer) oder Korruption (Schmiergelder der FIFA und des deutschen Fußballbunds)nähren die Presse. Das Aushängeschild des deutschen Wohlfahrtstaates, die Deutsche Bank war im Inland wie auch im Ausland in Strafverfahren verwickelt und musste Milliarden an Strafgeldern zahlen. Viele Menschen sind zudem aus der katholischen Kirche ausgetreten, weil sie sich durch die Missbrauchsgeschichten und prunkvolle bischöfliche Amtssitze stark verunsichert fühlten. Was bleibt diesen Menschen also noch in einer Welt der abnehmenden gesellschaftlichen Garantien und des stetigen Werteverfalls? Bestimmt nicht die Rückführung auf das „EGO" das sich nun als einzig sichere Größe anbietet. Sondern auch hier sollte das Wort uns zu einem Inneren Raum führen, den wir durch Stille und Meditation gepflegt und kultiviert haben. In diesem grenzenlosen Raum dürfen wir einfach „SO" sein, ohne uns beweisen und darstellen zu müssen. Die entspannteste Art Mensch zu sein. Bei schwerer Krankheit und großer Hilfsbedürftigkeit eines Menschen wird das „EGO" sehr klein und unscheinbar. Das konnte ich auf allen Reisen über den Kontinent immer wieder beobachten. In der Krankheit und nahe dem möglichen Tod ist die Bedürftigkeit des Menschen am größten. Er ist also auf die Liebe und Unterstützung seines Nächsten angewiesen um zu genesen und das führt zum höchsten „Gut" des Menschen, der Liebe und Nächstenliebe. Als Kind genießt man die unendliche Liebe und Fürsorge der Mutter. Später die des Partners. Heute las ich von unserem ehemaligen Außenminister Westerwelle, der so gerade dem Tod von der „Schippe" gesprungen ist. Er war an Leukämie erkrankt und trat am 08.11.2015 in einer Talkshow auf, um von seinem Krankheitsverlauf und seiner Heilung zu sprechen. Die Zuschauer beschrieben ihn als angenehmen Menschen und gar nicht mehr arrogant. Er vermittelte jetzt eben nicht mehr den Eindruck, dass ihm jemand den „ Schneid " abkaufen wollte. Sein „ EGO" war deutlich kleiner als zu Außenminister Zeiten. Er musste sich nicht mehr abgrenzen, nicht mehr kämpfen, er konnte endlich einmal loslassen. Da war eine Form des inneren Friedens sichtbar. Wie lange dieser andauert und welche Tiefe er besitzt, war nicht zu erkennen. Aber es ist vollkommen egal, manchmal reicht es nur einmal von diesem wunderbaren Anflug des großen inneren Friedens geschmeckt zu haben um sich auf eine längere, innere Reise begeben zu wollen. Ein Gelingen allerdings, setzt den nötigen Wunsch und die Kontinuität voraus. Das Wort wird vom Kopf in das Herz fallen gelassen. Dort findet es Raum zur Kontemplation und damit eine Zustimmung zum Sein. Irgendwann lassen wir alle Worte hinter uns. Das heißt Zen-Meditation und ist die Befreiung vom „EGO" und die Hingabe zu allen Dingen. Da ist kein Widerstand zu irgendetwas oder irgendjemand, kein Widerstand zu dieser oder jener Arbeit, keine Abneigung zu arm, dumm oder hässlich. Der Übende, der dort noch Widerstände spürt, hat auch einen Widerstand zu sich selbst. Der Umgang mit diesen Dingen zeigt auch die Spiritualität eines Menschen. Meditation ohne Arbeit ist keine geerdete Spiritualität. Das ist der Grund, dass in allen Klöstern dieser Welt „ora et labora" praktiziert wird! (Bete und arbeite oder meditiere und arbeite).

Kapitel 8

Spiritualität

Ich spreche hier oft von Spiritualität und meine Geistliches im religiösen Sinn. Gelebte Spiritualität fördert die Wahrnehmungsfähigkeit und den Umgang mit seinem eigenen Bewusstsein. Spiritualität ist oft ein Fahrzeug um sein Heil oder Heilsvorstellungen zu erreichen. Es steht damit für die Vorstellung einer gewissen geistigen Verbindung zum Transzendenten oder dem Tod! Spiritualität steht auch in einem Spannungsfeld zu den dogmatischen Religionen, weil sie allen Bildern und Vorstellungen mit Skepsis begegnet. Spiritualität verlangt nach einer Offenheit, die wir im Weltgesetz der Religionen so nicht kennen. Die Spiritualität befähigt uns zur Realisierung aller unentdeckten Möglichkeiten des Bewusstseins. Mit diesen Gedanken stärken wir die Mystik in den Religionen. Mit diesem Bewusstsein lässt sich eine innere Heilung oder Transzendenz nicht mehr an einen fernen Ort oder in eine ferne Zeit verlegen, sondern sie ist im „HIER und JETZT" zu realisieren.

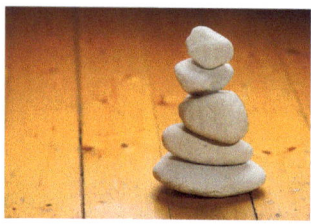

Im Moment haben wir in Europa die große Chance, eine Form der Nächstenliebe und innerer Heilung ganz praktisch zu leben. Anhand der Flüchtlingskrise könnten wir Menschen in Not, die vor dem Bombenhagel und IS- Massaker flüchten ein Heim in Europa bieten. Deshalb sollten wir alle die gleiche Sprache sprechen, damit wir uns untereinander, Einheimische wie Ausländer verstehen, und Einigkeit, Frieden sowie Gleichheit trotz unterschiedlicher Religionen auch leben können.

Kapitel 9

Gemeinschaftliches Europa

Also, ein Turmbau zu Babel in Europa? Der **Turmbau zu Babel** (Gen 11,1–9 EU) ist zusammen mit der babylonischen Sprachverwirrung trotz ihres geringen Umfangs von nur neun Versen eine der bekanntesten biblischen Erzählungen des Alten Testaments.
Theologen werten das Turmbau-Vorhaben als Versuch der Menschheit, Gott gleichzukommen. Wegen dieser Selbstüberhebung bringt Gott den Turmbau unblutig zum Stillstand, indem er durch ein Wunder eine Sprachverwirrung hervorruft, welche wegen unüberwindbarer Verständigungsschwierigkeiten zur Aufgabe des Projektes zwingt und die daran Bauenden aus dem gleichen Grunde über die ganze Erde zerstreut. (Gen 11,7,8 EU)(Aus Wikipedia: Turmbau zu Babel)

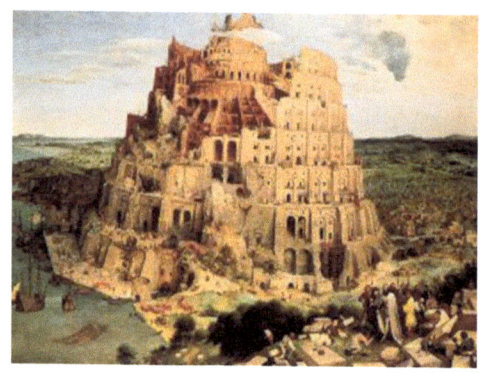

Der Vergleich zwischen „Turmbau zu Babel"
und europäischem Staatenhaus kann gelingen,
da in meinem Modell keine Selbstüberhebung
stattfindet. Diese neue europäische
Gemeinschaft will sich nicht über Gott
erheben, sondern hat als Ziel, vielen hilflosen
Menschen eine Sicherung der primären
Bedürftigkeit zu geben. Also ein Europa als
großes gemeinsames Staatenhaus mit seinen
individuellen Unterschieden. Natürlich wird es
keine ganzheitliche europäische Transzendenz
geben, aber der Bewusstseinszustand einer
ganzen Bevölkerung kann angehoben werden,
wenn der Versuch einer Integration gelingt.
Mit der Bedingung einer gemeinsamen
deutschen Sprache in Deutschland ist eine
Sprachverwirrung wie vor 2600 Jahren dann
auch nicht möglich. Das gemeinsame
europäische Staatenhaus hat also beste
Chancen auf Wachstum. Im Moment

polarisiert sich die westliche Gesellschaft in Pro – Flüchtlingslager und Contra – Flüchtlinge. Ich möchte nur noch einmal das Prinzip der Nächstenliebe aufzeigen, in dem der Starke dem Schwachen erste Hilfe und Schutz vor dem Leid bietet, vor dem er flüchtet. Dazu sind wir hier in Europa fast ausnahmslos fähig. Kleidung und Nahrung ist ausreichend vorhanden. Das was fehlt kann gebaut werden. Wo immer wir einem Flüchtling oder einem Ausländer begegnen, treffen wir uns selbst. Ich habe zehn Jahre in Italien gelebt und mehrere Jahre in Japan. Dort war ich selber Ausländer für Japaner und Italiener. Ist nicht jeder von uns auch schon einmal Flüchtling gewesen. Die Flucht vor seinen eigenen Gedanken, vor seinem eigenen Selbst oder vor dem Spiegel seiner selbst. Diese Art von Flucht kann äußerst beängstigend sein, wie uns die übervollen Psychotherapie - Praxen und Psychiatrien lehren. Wie einfach sollte uns dann mit diesem Wissen ein gewisses Maß an Mitgefühl möglich sein. Auch die Flüchtlinge sind auf der Flucht vor ihren Kriegstraumata oder der existenzbedrohenden Situation der IS – Krieger. Ihre Gedanken kreisen genauso Tag und Nacht um die Sicherheit ihrer Liebsten und ihre eigene Sicherheit. Wenn sie an ihre eigene Sicherheit zuletzt denken, dann

zeichnet sie das sogar noch aus. Aber diese dauernden Gedanken der Angst macht die Flüchtlinge letztendlich auch krank. Da bin ich fester Überzeugung. Auch deswegen, oder gerade deswegen, sollten wir so schnell wie möglich und organisiert, unsere europäischen „Türen" öffnen, zum „Bau des europäischen Staatenhauses"!
Im Zen würde der letzte Absatz mit einem kurzen Satz beschrieben: „Tou sho shou gai"! Die Bedeutung lautet: „ Wo immer du dich hinwendest, dort ist dein wahres Selbst."
Ich sprach in einem der vorigen Absätze schon einmal vom heutigen Werteverfall. Leider erleben wir eine Zeit der fortschreitenden Schwächung unserer westlichen Werte und Religion. Wenn das so weiter geht bleibt uns ein Nihilismus nach Nietzsche. Mit dem Begriff **Nihilismus** (lat. *nihil*, „nichts") wird allgemein eine Weltsicht bezeichnet, die die Möglichkeit jeglicher objektiven Seins-, Erkenntnis-, Wert- und Gesellschaftsordnung verneint. Er wurde auch polemisch verwendet, so etwa für Kritiker von Kirche und Religion oder politischer Ordnungen (Anarchismus). Umgangssprachlich bedeutet Nihilismus die Verneinung aller positiven (seltener auch der negativen) Ansätze. Durch die gedankliche Orientierung am Nichts beinhaltet der Nihilismus einen absoluten Vorrang des

Individuums, das allein seinen Trieben und Neigungen folgt und dem alles erlaubt ist. (Nihilismus, aus Wikipedia) Nihilismus in unserer materialistisch, christlich ausgerichteten Welt geht meist mit Verlust von Spiritualität und Religion einher. Die christlichen Werte wie Demut, Nächstenliebe, Bescheidenheit, Friedfertigkeit, Barmherzigkeit, Nüchternheit und Wachsamkeit sind uns immer mehr verloren gegangen. Was an Werten bleibt ist der schale Begriff von Freiheit, der im Grunde nur ein Abwehrrecht ist, als Freiheit von Unfreiheiten verschont zu bleiben. Was bleibt uns sonst noch auf der Suche nach Sinn und Erfüllung? Ein materialistisch organisierter Phänotyp als Optimist mit einer Flachsichtigkeit. Jeder Vorstellung einer menschlichen Schicksalhaftigkeit vollkommen zynisch entwachsen, möglichst wenig Leid für den Einzelnen und möglichst viel Behaglichkeit für alle. Fortschritt als Zynismus, der von Leiden und Tod nichts mehr wissen will. Humanismus wird nur noch als individuelle und kollektive Selbstbestimmung gelebt. Ein „Hoch auf mein Ego und das meines Nächsten"! Im Buddhismus ist „Nichts" das verneinte Sein. Reines Sein und reines Nichts sind vollkommen identisch. Erst das Werden schafft Übergänge vom Sein zum Nichts.

Dabei ist das „Nichts" immer nur an eine Vorstellung oder Idee gebunden. Sobald wir an ein „Etwas" denken, müssen wir auch an ein „Nichts" denken. Im Universum trägt alles sein Äquivalent! Wenn du an ein „Nichts" denkst, also die Verneinung der Welt, dann hat dieses „Nichts" einen Befreiungsgehalt und Aufbewahrungsgehalt, aus dem Frieden und Ruhe entsteht. Daraus folgt das „Sein"! Die allermeisten Menschen fürchten die „Leere" und das „Nichts". Daraus erfolgt eben das große Missverständnis, das mit dem Nichts kein Geschäft zu machen sei, aber das EGO alles ist. Genau aus diesem Grund hat sich das „EGO" einen neuen Wertekompass zugelegt. Hier zählt nur höher, weiter, schneller. Die christlichen Werte wie Demut, etc..., stehen jetzt konträr zur egoistischen Bedürfnisbefriedigung. Die Endlichkeit der Erde zeigt uns hier allerdings deutliche Grenzen auf. Die Müllproduktion der reichen Länder ist enorm, der Trinkwasserverbrauch in niederschlagsarmen Landstrichen ist so hoch, dass viele Geologen von einer neuen Flüchtlingswelle ausgehen, die die jetzige weit überschreitet. Die CO_2 Emissionen sind deutlich zu hoch. Hier ist bei unveränderten Werten, mit einer Klimaveränderung zu rechnen. Dieser Fortschritt, der von Leiden und Tod nichts mehr wissen will, beides aber als Kollateralschäden laufend verursacht, ist von zynischer Natur!

Heute las ich im Kölner Stadt Anzeiger vom 2./3. 01. 2016, dass der gesellschaftliche Trend in 2016 eine Entwicklung in die Achtsamkeit wird. Immer mehr Menschen wollen sich achtsamer um sich selbst und andere kümmern. Wir kommen in ein Zeitalter der sozialen Innovation.(Zukunftsforscher Matthias Horx)

Das wäre ja nun eine wünschenswerte Entwicklung. Über das Licht der Achtsamkeit sind wir in der Lage, unsere gewohnheitsmäßigen Gedankenmuster zu erkennen und aufzubrechen. Kommt ein Gedanke oder eine Idee in uns hoch, so nehmen wir sie zur Kenntnis und lächeln ihr zu. Das reicht allein schon, damit sie erkannt wird. Ist „rechtes Denken" vorhanden, so sind wir in der Lage zwischen angemessener und unangemessener geistiger Aufmerksamkeit zu unterscheiden. Angemessene geistige Aufmerksamkeit erzeugt Glück, Frieden, Klarheit und Liebe. Unangemessene Aufmerksamkeit erfüllt unseren Geist mit Kummer, Ärger und Vorurteilen. Achtsamkeit hilft uns, angemessene Aufmerksamkeit zu praktizieren und die Samen des Friedens, der Freude und der Befreiung zu wässern und gedeihen zu lassen.

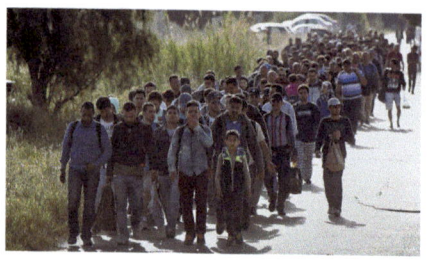

Wenn ich vom rechten Denken und Handeln spreche, dann ist das eine Wortbedeutung aus dem Buddhismus, der den achtfachen Pfad beschreibt, einen Weg zur Leidaufhebung. Der Buddhismus ist einer der ältesten Weltreligionen und gilt als eine der tolerantesten. Warum wechseln heute viele Menschen ihre Religion? Glauben Sie einen größeren Nutzen oder mehr Lebenssinn in der fernöstlichen Religion zu finden? Welchen Nutzen hat denn überhaupt eine Religion?

Kapitel 10

Vom Sinn und Nutzen einer Religion!

Also erst einmal ist es ein Phänomen der menschlichen Natur, mit dem Gemeinschaften effizient organisiert werden können. Religion hat damit etwas überaus pragmatisches, nämlich die Ebene der Kooperation und Organisation von Gesellschaften. Religiöse Gemeinschaften basieren immer auf Kooperation(Nächstenliebe), und haben somit eine bessere Überlebens und Fortpflanzungschance, weil sie durch diese Organisation, das Überleben der Gruppe sichern und damit eben auch des Einzelnen. Selbst die Entstehung von Leben muss man als das Ergebnis einer Gemeinschaft kooperierender molekularer Systeme mit Reaktionen betrachten. Der Glaube jedoch bewegt sich auf Ebenen von Geist und Bewusstsein.
Unsere Gehirne haben sich über tausende von Jahren entwickelt um Informationen aufzunehmen, zu verarbeiten und als Resultat ein Verhalten zu erzielen. Wenn wir

menschliches Denken betrachten, sollten wir nicht fragen ob es rational ist oder ob es uns ein Bild von der wahrhaften Welt wieder spiegelt. Wir müssen lediglich untersuchen, welche Handlungen menschliches Denken auslöst. Wenn wir genauer hinschauen, so stellen wir fest, dass diese Handlungen selten mit der Realität übereinstimmen.
Unser Bewusstsein ist auf das Überleben und die Reproduktion ausgerichtet. Es nimmt die Welt längst nicht exakt so wahr, wie sie wirklich ist. Wir wissen das von den Sinnen. So haben wir keinen Magnetsinn und sehen auch nur ein begrenztes Spektrum von Licht. Selbst das verfälschen wir, indem wir es in Farben zerlegen, die es in Wahrheit so gar nicht gibt. Die Entfremdung der Welt beginnt schon in unserer basalen Wahrnehmung.
Wenn man allerdings den Glauben danach beurteilt, zu welchen Handlungen sie den Gläubigen
veranlasst, dann haben die meisten religiösen Systeme einen Sinn. Eben den Sinn seinen nächsten zu lieben und diese Liebe auf alle lebende Wesen auszudehnen. Selbst Pflanzen, Berge, Wasser und die kleinsten Steine und Einheiten bis hin zur submolekularen Ebene, in der sich das ich und du aufhebt.
Jetzt könnte man berechtigt Fragen: „Wie hat sich denn die Welt mit diesen religiösen

Systemen entwickelt, wenn der Sinn eben in der Liebe zu allen Wesen bis zur submolekularen Ebene reicht. Hat die Liebe zwischen den Völkern und die Liebe zum Nächsten wirklich schon Einzug gehalten? Oder regieren Flucht, Mord, Hunger und Terror unsere Welt.
Obwohl die modernen Medien jeden Tag von Flucht und Terror berichten, sieht unsere Welt längst nicht so düster aus, wie sie ist. Die Geschichte der Menschheit vom frühen Ursprung bis heute, hat sich von Jahrhundert zu Jahrhundert immer weiter entwickelt, mit immer moderneren Waffen, Maschinen und Lebensstandards, die immer mehr Sicherheiten versprachen. Unsere Lebenserwartung steigt stetig. Die Lebensbedingungen werden immer besser. Die Armut hat weltweit massiv abgenommen. Noch vor zweihundert Jahren lebten neunzig Prozent der Menschen unter der Armutsgrenze. Heute sind es nur noch 10 Prozent, die in Armut leben. (Studie von Roser, Ökonom in Oxford zum Thema Ungleichheit)
Weiter: „ Im 19 Jh. konnte nur jeder fünfte lesen und schreiben; heute hat es sich genau umgekehrt: Nur jeder fünfte ist Analphabet. Der Harvard Psychologe Steven Pinker sagt in seinem Buch: Gewalt, Krieg und Mord würden nicht mehr sondern weniger!

Liest sich das alles nur als positive Täuschung, damit man einen Vorwand hat, die bestehenden Verhältnisse zwischen reich und arm unverändert zu lassen und den Klimawandel schön zu reden.
Auch A. Schweitzer sagte schon: „Wirklicher Fortschritt ist eng verbunden mit dem Glauben einer Menschheit, die ihn für möglich hält."
Die Mediziner berichten uns alle paar Jahre von einer fortschrittlichen Humanmedizin, die unsere Lebenserwartung steigen lässt. Im Jahr 1875 lag die durchschnittliche Lebenserwartung in Deutschland bei 38 Jahren, heute ist sie bei 81. Wie sieht es in den Regionen rund um den Himalaja, Afrika, und den weniger industrialisierten Erdteilen nun aber aus. Ich bin dort gewesen und habe eine große Armut erlebt.
Die Welt könnte ein wenig einfacher werden, wenn wir die Probleme der Armen nicht so einfach ignorieren würden, bis sie uns einholen. Hätten wir zum Beispiel schon früher Kapital für eine Modernisierung der unterentwickelten Wirtschaften aufgebracht und über Kanäle der Entwicklungshilfe gerechter verteilt, dann wäre uns das Flüchtlingsdrama in dieser Größe mit Sicherheit erspart geblieben. Geschätzte sieben von zehn Flüchtlingen sind Wirtschaftsflüchtlinge. Hätte man noch vor 20

Jahren mehr zum finanziellen Ausgleich von reich zu arm unternommen, dann würde es diese Form des Flüchtlings nicht oder nur abgeschwächt geben. Wenn wir reichen Länder auch weiterhin wenig unternehmen, dann wird uns der nächste Exodus in ein paar Jahren wieder vor der „ Türe „ stehen. Ein Prof. der Geowissenschaften, der vor zehn Jahren Studien zum Thema Klimawandel an der Uni München vorstellte, formulierte damals eine klare Botschaft: Wenn wir den Klimawandel nicht in den Griff bekommen, dann wird es einen Kampf um die Wasserreserven dieser Erde geben und das bedeutet: Wir in Nordeuropa haben ausreichend Wasser im Gegensatz zu vielen anderen Völkern, die dann ihre Heimat aufgeben müssen um zu überleben; denn Wasser ist Leben.

Aus dem Kölner Stadtanzeiger (16.03.2016): Nikolaus von Bomhard gibt sein Amt als Vorstandschef bei der Munich Re an J. Wenning ab. Auch von Bomhard spricht von Bürgerkriegsflüchtlingen, als dezenten Vorgeschmack dessen was Europa noch blühen könnte. „ Der Klimawandel hat das Potenzial, die Zahl der Flüchtlinge zu vervielfachen", sagt Bomhard. Vier oder fünfmal so viele könnten es werden, wenn Küstenregionen klimabedingt unbewohnbar

werden. Der Manager hat auch eine klare Vorstellung wohin die Massen wandern. „Europa ist klimabegünstigt", stellt er nüchtern fest!
Wenn der Flüchtlingsstrom in den letzten Wochen schon für Unruhe bei vielen Europäern sorgte, dann wird es zu noch größeren Unruhen führen, bei vervierfachten oder verfünffachten Flüchtlingszahlen. Das wäre für unsere Gesellschaft im Moment sozialer Sprengstoff. Dabei ist das tiefste Verständnis vom Menschsein, das wir erkennen, dass der andere grundsätzlich so ist wie ich selbst. Aber warum kann das ein großer Teil der europäischen Bevölkerung nicht leben?
Ist es die Angst vor fremden Werten? Vor fremder Kultur? Vor fremder Religion?
Haben die Juden damals nicht ein ähnliches Schicksal erlitten?
Überlebende aus dem KZ Ausschwitz(Cycowicz): „Das Land war voll mit Menschen, die Lumpen trugen wie unsere. Alles Überlebende, die versuchten heimzukommen, gequält von Angst, Schmerz und Unsicherheit. Was werden wir vorfinden, wenn wir heimkommen? Wir trugen nichts in unseren Händen. Wann immer jemand vorbeikam, hielt er an und fragte nach seiner Mutter oder seinem Vater. Niemand war

glücklich, niemand war freudig, dass es vorbei war. Vielleicht würden das die Flüchtlinge ähnlich beschreiben. Sie würden nur wenige Worte ändern. Was werden wir in unserer neuen Heimat vorfinden? Wie gehen sie mit Ihrer Angst um, dem Schmerz ihre ureigene Kultur verlassen zu müssen und der großen Unsicherheit in einem fremden Land?
Was benötigt eine Gesellschaft die an Problemen wie Überalterung, sozialer Kälte, Gewalt und Egozentrik leidet?
Meine Mutter erzählte mir, dass nach dem Krieg alles Materielle knapp war. In dieser schwierigen Zeit sind die Menschen aber näher zusammen gerückt und haben sich an dem wenigen, das auch noch mit anderen geteilt wurde, erfreuen können.
Wie sieht es heute aus?
Wenn wir aus dem Vollen schöpfen verlieren wir leicht die Freude. Äußerer Mangel scheint den inneren Reichtum zum Vorschein zu bringen. Wir Menschen im Westen haben heutzutage fast alle materiellen Dinge, die wir benötigen, aber innerlich herrscht große Unzufriedenheit.
Äußeren Mangel kann man lindern, indem man dem Menschen gibt, was ihnen fehlt. Aber innerem Mangel ist schwer beizukommen.
Mutter Teresa sagte: „Unsere heutige

Gesellschaft, die alle materiellen Dinge hat, sieht von außen reich aus, ist aber in Wirklichkeit hungrig und einsam im Geist!" Glaube kann den Menschen in diesen Fragen Unterstützung bieten. Die fünfte Übung der Achtsamkeit bedeutet gesund und einfach leben.

„Im Bewusstsein, dass wahres Glück in Frieden, Festigkeit, Freiheit und Mitgefühl wurzelt, nicht aber in Reichtum und Ruhm, sind wir entschlossen, unser Leben nicht auf Profit, Reichtum, Ruhm oder sinnliches Vergnügen auszurichten und auch keine Reichtümer anzuhäufen, solange Millionen hungern und sterben. Wir verpflichten uns, ein einfaches Leben zu führen und unsere Energie, Zeit und materiellen Mittel mit denen zu teilen, die in Not sind. Wir üben uns darin, achtsam zu essen, zu trinken und zu konsumieren und auf Drogen und andere Mittel zu verzichten, die uns und unserer Gesellschaft körperlich und geistig schaden können."

Die erste Übung der Achtsamkeit, ist die Offenheit!

„Im Bewusstsein des Leidens, das durch Fanatismus, Dogmen und Intoleranz entsteht, sind wir entschlossen, Lehrmeinungen, Theorien oder Ideologien, einschließlich der buddhistischen, nicht zu vergöttern und uns nicht an sie zu binden. Buddhistische Lehren sind Hilfsmittel, die es uns ermöglichen, durch tiefes Schauen Verstehen und Mitgefühl zu entwickeln. Sie sind keine Dogmen, für die gekämpft, getötet oder gestorben werden sollte."

Dazu sagt Willigis Jäger:" Der Unterschied in der Religion verläuft für mich nicht mehr zwischen den einzelnen großen Religionen, also nicht zwischen Buddhismus, Christentum, Islam und Hinduismus, sondern zwischen esoterischer und exoterischer Spiritualität. Ich muss hier kurz erklären, was ich unter Esoterik und Exoterik verstehe, um nicht auf Missverständnisse zu stoßen. Esoterik kommt vom griechischen Wort „esoteros", was soviel wie drinnen, innerhalb bedeutet. Exoterik kommt von „exoteros", was soviel wie populär, für Laien verständlich bedeutet. Mit dem Wort Esoterik benenne ich eine Spiritualität, die auf Erfahrung zielt und in diesem Ziel auch den Sinn der Religion sieht. Mit Exoterik bezeichne ich eine Spiritualität, die ausschließlich auf Schriften, Dogmen, Ritual oder Symbolik beruht. Ein Esoteriker ist also nicht ein Mensch mit elitärem Bewusstsein, sondern ein Mensch, der sich auf den Weg gemacht hat, das Göttliche in sich und in allem zu erfahren. Der fundamentale Unterschied in den Religionen besteht also nicht zwischen den Lehren und Riten der einzelnen Religionen, sondern zwischen ihrer esoterischen oder exoterischen Spiritualität. Der Schnitt verläuft vertikal und nicht horizontal. Die letzte Wirklichkeit, von den verschiedenen Religionen, unterschiedlich benannt(das Absolute, die Gottheit, das Tao, Sunyata, Nirvana), entzieht sich jeder Benennung oder Sichtbarmachung durch Verstand und Sinne.

Aus diesem Grunde hat bei uns im Westen auch nur das nackte Zen eine Chance. Dieses Zen wird sich inkulturieren. Rituale, Räucherstäbchen, Kleidung, Klanginstrumente etc., die im Laufe der Geschichte in Klöstern gelebt wurden, spielen auch heute noch eine wichtige Rolle in Klöstern, verdecken aber das Wesentliche. Der Hang zur äußeren Form ist aber eine Anfängerkrankheit. Das „nackte Zen" ist ein unwandelbarer Strom, der im Westen seine äußere Struktur verändern wird, so wie das Chan(Zen) sich in China verändert hat, als es auf den Taoismus traf. Sein tiefes Wesen wird darüber nicht verfälscht.

Shibayama, Z.,(Zen im Gleichnis und Bild), sagte: „Man muss Zen unabhängig von der Zenschule des Buddhismus verstehen. Zen gehört weder einschließlich noch ausschließlich zu der buddhistischen Zenschule. Ich halte Zen für die universale

Wahrheit, die wahres Wissen und Frieden in das Leben der Menschen in der Welt bringt. Jede Religion und Kultur könnte Nutzen ziehen aus dem, was Zen an geistigem Wert anzubieten vermag, so wie das Zen seinerseits aus anderen Religionen und Kulturen Impulse aufgenommen hat.

Epilog

Ich bin vor kurzem bei einem Freund zu Besuch gewesen. Er zeigte mir ein Video über Osho, einem ehemaligen buddhistischen Führer. In dem Video ging es um die Missionarsstellung, die von den damaligen christlichen Missionaren nach Indien importiert wurden. „ Osho" bezeichnet diese Stellung als eine Art Unterdrückung der Frau, in dem der schwere Mann seine Liegestützen macht und die Frau durch ihre Unbeweglichkeit keine Möglichkeit hat zu einem Orgasmus zu gelangen. Er glaubt, dass es für die Frau besser sei oben zu sitzen, um ihren Höhepunkt vollständig zu erreichen. Weiterhin sollte dieser Raum einem Tempel gleichen, in dem nur die Liebe zelebriert wird. Das hört sich gut an, vielleicht stimmt es sogar. Aber letztendlich hat es nichts mit der letzten Wahrheit zu tun. Jetzt verstehe ich, warum dieser Mann tausende von Anhängern hatte. Er sprach Themen an, die jeden interessieren und er polarisierte in gute und schlechte Sexualpraktiken. Dabei gewann er Menschen, die vielleicht selber unsicher und unerfahren waren. Wer sagt denn, das sich zwei liebende Menschen, die nichts außer dieser Missionarsstellung kennen und denen diese Stellung vollkommen vertraut erscheint, nicht auch zu einem Orgasmus kommen können. Ich bin da der Auffassung, dass alleine die Liebe ausreicht, um sich gegenseitig auf höchster Ebene für kurze Momente zu treffen. Die Liebe ist ein grenzenloser Raum, in der es weder oben noch unten, weder hell noch dunkel, weder gute noch schlechte Stellungen gibt. Alles ist erlaubt, was freie, mündige und selbstverantwortliche Menschen für sich entscheiden. Alleine durch diese Aussage spüre ich, dass bei „Ihm" noch eine große Portion unreflektiertes „ Ego" vorhanden ist. Ich habe dieses Beispiel bewusst ausgewählt, um ihnen mein Verständnis von „ Erwachen" oder „Erleuchtung" näher zu bringen. Ein Erwachter trennt nicht mehr, er gibt alle Meinungen auf und hält vor allem nicht an seiner Erleuchtung fest, als wäre sie der ewige Titel eines in Stein gehauenem Buch. Die Erleuchtung ist wie ein Geschenk zu betrachten, es ist dauernd da, aber man muss es nicht zeigen und hochhalten. Natürlich gibt es im Leben auch weiterhin Ärgernisse, nur sind die Möglichkeit der Reaktionen auf einmal mannigfaltig. Es ist vollkommen Gleichgültig, ob die Reaktion ein Lachen, Brüllen oder schweigsames Staunen ausdrückt, im Moment des Geschehens ist alles authentisch und damit glaubwürdig und stimmig! Da spielt es keine Rolle mehr, ob man oben oder unten liegt, ob man Chef oder Untergebener ist, ob man Frau oder Mann ist, ob man in einem Käfig oder außerhalb sitzt.

Als ich mich 2006 in Japan aufhielt, suchte ich oft die Gespräche zu einem buddhistischen Mönch, der für mich eine gewisse Tiefe verkörperte. Ich unterhielt mich damals mit Ihm auch über das Thema „ Erleuchtung"! Er war fester Überzeugung, dass eine „Erleuchtung" nur über die Zen – Praxis geschehen kann. Ich äußerte damals schon Zweifel. Vor kurzem las ich ein Buch von Martin Buber, einem jüdischen Autor, der mich in meiner damaligen Meinung und Zweifel eher bestärkt hat.
In dem Buch „ Der Weg des Menschen" geht es Buber auch um die große Frage, die Gott Adam stellt: „ Wo bist du?"
Martin Buber schreibt auf Seite zehn folgend:
„ Betrachten wir jedoch die Erzählung genauer. Der Oberst fragte nach einer Stelle aus dem biblischen Bericht von der Sünde Adams. Was der Rabbi antwortete, geht darauf hinaus, dass er zu ihm sagt: Du selber bist Adam, zu dir selber spricht Gott: Wo bist du? Scheinbar hat er ihm über die Bedeutung der biblischen Stelle als solcher keine Auskunft

gegeben. In Wahrheit aber beleuchtet die Antwort zugleich die Situation des von Gott befragten Adam und die Situation jedes Menschen allzeit und allerorten.

Wenn Gott so fragt, will er vom Menschen nicht etwas erfahren, was er noch nicht weiß; er will im Menschen etwas bewirken, was eben nur durch eine solche Frage bewirkt wird, vorausgesetzt, dass sie den Menschen ins Herz trifft, dass der Mensch sich von ihr ins Herz treffen lässt.

Adam versteckt sich, um nicht Rechenschaft ablegen zu müssen, um der Verantwortung für sein Leben zu entgehen. So versteckt sich jeder Mensch, denn jeder Mensch ist Adam und in Adams Situation. Um der Verantwortung für das gelebte Leben zu entgehen, wird das Dasein zu einem Versteckapparat ausgebaut. Und indem der Mensch sich so „ vor dem Angesicht Gottes versteckt" und immer neu versteckt, verstrickt er sich immer tiefer und tiefer in die Verkehrtheit. So entsteht eine neue Situation, die von Tag zu Tag, von Versteck zu Versteck immer fragwürdiger wird. Diese Situation kann genau gekennzeichnet werden: dem Auge Gottes kann der Mensch nicht entgehen, aber indem er sich vor ihm zu verstecken sucht, versteckt er sich vor sich selber. Gewiss, es gibt auch in ihm ein Etwas, das ihn sucht, aber er macht es diesem Etwas immer schwerer, ihn zu finden. In diese Situation hinein fällt die Frage Gottes. Sie will den Menschen aufrühren, sie will seinen Versteckapparat zerschlagen, sie will ihm zeigen, wo er hineingeraten ist, sie will in ihm den großen Willen erwecken, heraus zu gelangen.

Alles kommt nun darauf an, ob der Mensch sich der Frage stellt. Die Stimme kommt ja nicht in einem Gewitter, das die Existenz des Menschen bedroht; es „ die Stimme eines verschwebenden Schweigens", und es ist leicht sie zu übertäuben. Solang dies geschieht, wird das Leben des Menschen zu keinem Weg. Mag ein Mensch noch soviel Erfolg, noch so viel Genuss erfahren, mag er noch so große Macht erlangen und noch so Gewaltiges zustande bringen: sein Leben bleibt weglos, solang er sich der Stimme nicht stellt. Adam stellt sich der Stimme, er erkennt die Verstrickung, er bekennt: „ Ich habe mich versteckt", und damit beginnt der Weg des Menschen. Die entscheidende Selbstbesinnung ist der Beginn des Wegs im Leben des Menschen, immer wieder der Beginn des menschlichen Wegs. Aber entscheidend ist sie eben nur dann, wenn sie zum Weg führt. Denn es gibt auch unfruchtbare Selbstbesinnung, die nirgends hinführt als zu Selbstquälerei,

Verzweiflung, und noch tieferer Verstrickung. Betrachte drei Dinge: „Wisse woher du kamst und wohin du gehst und vor wem du dich zu verantworten hast."
Für mich ist Martin Buber tief erleuchtet. Ohne dieses Wissen hätte er das Buch „ Der Weg des Menschen" nach der chassidischen Lehre, so nicht schreiben können. Es gibt also auch Erleuchtung oder tiefste Weisheit in anderen Religionen. Der Chassidismus wird die große mystisch-religiöse Bewegung genannt, die um die Mitte des 18.Jahrhunderts im osteuropäischen Judentum entstand.
Buber fordert in der Selbstbesinnung, dass der Mensch sich dieser Stimme, diesem „Wo bist du?" stellt. Dieser Weg ist der unverwechselbare Weg, der jedes Gegenüber für sich in seiner ganzen Existenz meint, mit seiner Leiblichkeit, seiner Freude, seiner Not. Und so ungeteilt soll er sich in der rechten Entschlossenheit ohne das Zick-Zack, ohne die Flickenarbeit der Stunde stellen mit geeinter Seele. Er wird bei sich beginnen in den Gedanken, im Wort, in der Handlung; aber er wird nicht bei sich enden. Ja, in großer Kühnheit ist das gesagt und gedeutet: er soll sich mit sich nicht befassen.
Sondern?
Sondern mit der Welt. Man soll sich vergessen und alle Welt im Sinn haben, in Abkehr von

aller Spiegelfechterei und aller Selbstquälerei.
Endlich: hier, wo man steht ist der Ort, in dem unser Dasein sich erfüllen soll; hier will das verborgene göttliche Leben aufleuchten.
Im japanischen gibt es etwas sehr ähnliches: Tou sho shou gai! (Wo immer du dich hinwendest, da ist dein wahres Selbst)
Ich schließe mich hier Hermann Hesse an, der zu Bubers Werk schrieb: „ Das ist wohl das Schönste, was ich von Ihnen gelesen habe und danke Ihnen von Herzen, für dieses edle und unerschöpfliche Geschenk! Ich werde es noch oft zu mir sprechen lassen."

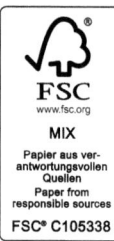

Herstellung und Verlag:
BoD - Books on Demand, Norderstedt
ISBN 978-3-7431-0056-5